AF464039

NOTICE STATISTIQUE

SUR

LES ALIÉNÉS

DU DÉPARTEMENT DU BAS-RHIN,

D'APRÈS

LES OBSERVATIONS RECUEILLIES A L'HOSPICE

DE STÉPHANSFELD,

PENDANT LES ANNÉES 1836, 1837, 1838, 1839;

PAR

L. F. E. RENAUDIN,

DOCTEUR ÈS SCIENCES ET EN MÉDECINE,

ANCIEN MÉDECIN DE CET ÉTABLISSEMENT.

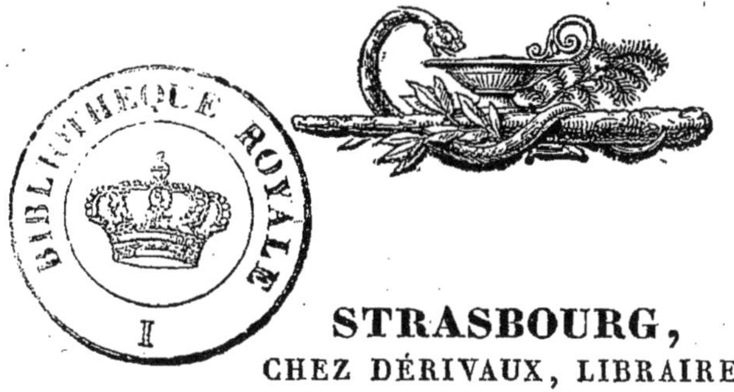

STRASBOURG,

CHEZ DÉRIVAUX, LIBRAIRE.

PARIS,

J. B. BAILLIÈRE, libraire de l'Académie royale de Médecine.

Novembre 1840.

STRASBOURG, imprimerie de L. F. LE ROUX.

A MONSIEUR LE DOCTEUR FERRUS,

INSPECTEUR GÉNÉRAL DES ÉTABLISSEMENTS D'ALIÉNÉS.

Monsieur,

Vous avez bien voulu mentionner favorablement dans votre rapport sur Stéphansfeld les recherches statistiques que j'ai faites dans le service de cet établissement; leur publication vous a paru pouvoir être de quelque utilité. J'aurais désiré, pour répondre à ces encouragements, vous offrir un travail plus complet et plus digne de paraître sous vos auspices. Aussi, en sollicitant l'autorisation de placer votre nom en tête de ce premier essai, ai-je pris l'engagement d'y donner suite plus tard. Permettez-moi, Monsieur, de vous exprimer les sentiments de la reconnaissance la plus sincère pour la bonté avec laquelle vous avez bien voulu encourager mes faibles efforts.

E. RENAUDIN.

NOTICE STATISTIQUE

Sur les aliénés du département du Bas-Rhin, d'après les observations recueillies à l'hospice d'aliénés de Stéphansfeld pendant les années **1836, 1837, 1838, 1839.**

1. CETTE Notice offre le résumé des observations recueillies pendant quatre années à l'hospice de Stéphansfeld. La forme d'une statistique m'a paru la plus convenable pour embrasser les généralités dans lesquelles viennent se confondre tous les cas particuliers. Les rapports que j'ai déduits pour l'âge, l'état civil, la profession etc., ne sont que des moyennes qui permettent de considérer les faits d'un point de vue général. Ces moyennes, vraies pour le présent et dans des conditions déterminées, peuvent se modifier par la suite avec les éléments du calcul. C'est ainsi que les moyennes déduites du mouvement général de la population de l'asile diffèrent essentiellement de celles qui résultent de l'observation des aliénés du Bas-Rhin seulement. Enfin la déduction de ces dernières ne fournira d'utiles résultats qu'autant qu'elles seront comparées avec les statistiques d'autres départements.

Les données de nos calculs étant fournies par la maison de Stéphansfeld, je vais commencer par faire connaître en peu de mots cet établissement et les principes qui ont présidé à l'organisation du service.

2. Hospice départemental d'aliénés de Stéphansfeld.

Situé à quatorze kilomètres de Strasbourg, près de la petite ville de Brumath, l'hospice de Stéphansfeld peut être cité comme un des plus beaux établissements de ce genre. M. le docteur Ferrus ayant proposé un plan qui doit faire disparaître les imperfections de détail et satisfaire à tous les besoins, il est inutile que je fasse ici une description étendue de cette maison; je me bornerai à indiquer sa distribution générale. Elle est divisée en trois quartiers partagés chacun en deux sections pour chaque sexe : le quartier Ouest, le quartier Est et le quartier Nord. A chaque section correspond une vaste cour plantée d'arbres, d'un aspect agréable, et dont une partie est consacrée à la culture de plantes potagères pour le service de la maison; une galerie couverte qui règne au-devant des bâtiments sert de promenade aux malades pendant la mauvaise saison.

L'établissement étant destiné à recevoir plusieurs classes de pensionnaires des deux sexes, il était impossible, en raison de son peu d'étendue, d'y établir toutes les subdivisions indiquées par quelques auteurs. C'est pourquoi la classification a dû être subordonnée à la disposition des localités. Il y a quatre classes de pensionnaires : *la première* comprend les aliénés à la charge du département, des communes et des établissements publics, ainsi que ceux aux frais des familles dont la fortune ne permet pas de payer une plus forte pension; le prix de journée de cette classe, fixé d'abord à 80 centimes, a été porté à fr. 1, 23 pour l'année 1840, et à 1, 15 pour l'année 1841. *La seconde classe* comprend les aliénés entretenus aux frais des familles, habitant en commun et recevant un régime alimentaire plus varié; le prix de la pension pour cette classe est fixé à 600 francs par an. Les troisième et quatrième classes comprennent les aliénés logés et servis dans des chambres particulières; le prix de la pension de la troisième classe est de 900 fr., celui de la quatrième est de 1200 fr. Les pensionnaires de troisième et quatrième classe occupent des quartiers séparés, et comme leur nombre est nécessairement assez restreint, il est toujours facile d'obvier aux inconvénients que pourrait présenter l'habitation en commun de quelques-uns d'entre eux. Quant aux autres, on a dû renoncer à une division adoptée dans le principe et basée uniquement sur les chances de curabilité ou d'incurabilité; toute classification fondée sur le pronostic ne peut être qu'imparfaite; on ne saurait être trop circonspect à cet égard, et je préfère une distribution fondée sur le genre de délire, les localités s'y prêtent bien mieux.

Dans le quartier *Ouest* sont placés les monomaniaques, les lypémaniaques et les maniaques tranquilles ou semi-agités; tous ces malades ne diffèrent entre eux que par la forme du délire ou la durée de la maladie. Il est certain que le mouvement qui existe dans ce quartier est plus utile que nuisible aux lypémaniaques. On retire de grands avantages de la réunion des aliénés; ils deviennent plus sociables, ils s'habituent à de mutuelles concessions, et il s'établit quelquefois entre eux d'excellents rapports que l'on cherche à encourager.

Le quartier *Est* est destiné à recevoir les déments ainsi que les aliénés turbulents et destructeurs, qui rentrent dans le quartier Ouest dès qu'ils sont plus calmes; c'est dans ce quartier que se trouvent les cabinets de séquestration.

Au quartier *Nord* sont placés les épileptiques, les idiots, les imbécilles et les individus arrivés au dernier degré de la démence, surtout quand elle est compliquée de paralysie générale; ce sont des affections dont l'incurabilité est certaine. C'est dans ce quartier que se trouve l'infirmerie.

Dans la classification des malades, il ne faut pas perdre de vue que la fortune n'est pas toujours en rapport avec l'éducation qu'ils ont reçue et la position sociale qu'ils ont occupée; le médecin doit faire attention à cette circonstance. Bien souvent les égards que l'on a pour ces malades rendent plus efficace le traitement qu'on leur fait suivre.

Sans doute, dans un grand établissement contenant une population nombreuse, il peut être important d'avoir un quartier spécial pour les aliénés en traitement, mais ici, leur nombre, réparti entre les deux sexes, serait trop restreint pour en faire un service particulier, aux besoins duquel les localités ne se prêtent pas. Il est presque inutile d'ajouter que les soins du médecin doivent s'étendre à tous, si ce n'est pour guérir, au moins pour améliorer.

Quant aux convalescents dont le séjour se prolonge plus ou moins après la cessation des principaux symptômes, ils ne sont jamais assez nombreux pour qu'on en fasse un service séparé; on les utilise autant que possible aux travaux intérieurs, et on les laisse jouir de plus de liberté. Si une ferme était jointe à l'établissement, le séjour qu'y feraient ces individus les porterait à attendre avec patience le moment de rentrer dans leur famille. Jouissant d'une demi-liberté, ils seraient soumis à une sorte d'épreuve dont l'expérience a plus d'une fois constaté l'utilité.

3. L'administration de l'hospice est confiée à un directeur et à un économe; un médecin en chef, secondé par des élèves, est chargé du service médical, qui comprend tout ce qui a rapport au régime physique et moral des aliénés; un infirmier-major surveille tous les détails du service dans le quartier des hommes et dirige les gardiens dans l'accomplissement de leurs devoirs. La surveillance du quartier des femmes est confiée aux Sœurs de la Charité qui ont en outre dans leurs attributions tous les soins du ménage, tels que la cuisine, la lingerie, le vestiaire, etc.

Des domestiques des deux sexes, dont le nombre est proportionné aux besoins du service, sont chargés de la surveillance à exercer sur les aliénés et de l'exécution des prescriptions du médecin.

4. Le médecin fait chaque matin, dans tous les quartiers de la maison, une visite générale pendant laquelle il prescrit le régime alimentaire et les médicaments, ainsi que tout ce qui se rapporte à la police intérieure; il fait une seconde visite pendant la distribution du soir. Toutes ses prescriptions sont inscrites sur la feuille de visite par un interne qui en fait le relevé et pourvoit à leur exécution. L'ordre et la régularité dans toutes les parties du service exercent sur l'esprit des aliénés la plus heureuse influence; il importe que chaque employé mette dans l'accomplissement de ses devoirs cette ponctualité et cette exactitude qui sont pour les aliénés un exemple salutaire. Cet ordre auquel on les astreint exclut toute idée d'arbitraire qui ne ferait que les irriter; mais quelle que soit l'utilité des mesures prescrites, quelles que soient les dispositions d'un règlement intérieur, elles n'atteignent le but qu'on se propose qu'autant que le médecin réside dans l'établissement et visite fréquemment ses malades. Il faut qu'il s'entretienne souvent avec eux, soit pour écouter leurs réclamations, soit pour donner une bonne direction à leurs idées en réfutant avec prudence leurs erreurs. Ces visites partielles, faites à des heures irrégulières, mettent le médecin à même de connaître les habitudes de chacun; elles sont un encouragement pour les uns, une consolation pour d'autres, et pour tous une garantie qu'aucun soin

n'est négligé pour améliorer leur sort. Cette conduite contribue plus qu'on ne pense au maintien du bon ordre qui repose alors sur la confiance des malades.

5. Tout en traitant les aliénés avec une grande douceur, il faut maintenir parmi eux une certaine discipline. Il faut concilier le degré de liberté qu'il convient d'accorder à chacun d'eux, avec la nécessité de résister à leurs mauvais penchants et de les soumettre à de nouvelles habitudes. Plus ou moins privés de leur liberté morale, ils ont besoin d'être dirigés ou réprimés quand ils montrent de l'indocilité. Beaucoup d'entre eux comprennent très-bien le motif des punitions qu'on leur inflige; car la folie n'exclut ni le jugement ni la ruse : on ne peut pas établir une règle uniforme à cet égard. Chaque individu présente des indications particulières qu'il faut savoir saisir et apprécier. Dans tous les cas où il s'agit de réprimer, la punition doit être immédiate, juste et exempte de tout caractère d'animosité. Le médecin prescrit et dirige l'emploi des moyens de répression, qui sont : la séquestration momentanée dans un cabinet d'isolement, la translation dans un autre quartier pour un temps plus ou moins long, l'application temporaire de la camisole, la douche, la privation d'un aliment préféré; dans quelques cas, plusieurs de ces moyens ne peuvent avoir aucune influence morale, ils n'ont pour but que d'empêcher l'aliéné de nuire à lui-même et aux autres; la réclusion dans une loge est alors le meilleur moyen de laisser au

malade la liberté de ses mouvements sans compromettre la sécurité de ceux qui l'entourent.

6. Si d'un côté l'on réprime, il faut aussi encourager par des récompenses, qui sont pour un grand nombre un puissant stimulant : l'amélioration du régime, le changement de quartier, de dortoir ou de réfectoire, la possibilité de se livrer à certaines occupations qui donnent plus de liberté dans la maison, une légère rétribution accordée au travail, la permission de se promener au-dehors de la maison etc., tels sont les moyens employés ordinairement avec succès; des journaux et des livres sont quelquefois accordés. On met à la disposition de ceux qui le désirent tout ce qu'il faut pour écrire, soit à leur famille, soit à l'autorité. Quelques-uns font de la musique, et les chants sont ordinairement écoutés attentivement par les autres aliénés.

C'est avec beaucoup de circonspection que l'on autorise les visites des parents dans le cours de la maladie. On les provoque au contraire vers le déclin, quand il est essentiel de réveiller les sentiments affectifs de l'aliéné.

7. Il y a dans l'établissement une chapelle catholique et un oratoire protestant. On y conduit chaque dimanche les aliénés désignés par le médecin; cette faveur est pour quelques-uns une récompense à laquelle ils se montrent très-sensibles, ils y ont une excellente tenue, et jamais il n'y a eu de désordre pendant le service divin; les aumôniers n'ont de rapport avec les malades

qu'autant que le médecin les autorise. Les protestants montrent, en général, moins d'empressement que les catholiques pour les pratiques religieuses.

8. Le travail est avec juste raison considéré comme un moyen efficace d'amélioration et de discipline. Cependant il est impossible d'y astreindre tous les aliénés dans la même proportion : les uns ont un dégoût prononcé pour le travail; d'autres sont impropres à toute occupation. Cela tient chez les uns à la forme du délire, chez d'autres à l'état de leurs forces. Presque toujours cette aversion pour le travail est le premier symptôme de la folie. Aussi ne doit-on pas négliger ce moyen sans se préoccuper des bénéfices, qui peuvent en résulter pour la maison. Il est surtout utile dans la convalescence de la monomanie et de la manie, pendant laquelle les malades sont quelquefois enclins à acquérir un enbompoint considérable. Il exerce une heureuse influence sur les lypémaniaques; il n'est pas moins utile aux individus atteints de démence. On en a déjà obtenu quelques bons résultats à Stéphansfeld. Parmi les hommes, les uns sont occupés dans le service intérieur et entretiennent la propreté de leurs quartiers; d'autres excercent leurs professions. On occupe des tailleurs, des menuisiers, des cordonniers; d'autres sont occupés au bûcher et aux bains : un aliéné travaille au bureau; un autre est garçon de pharmacie. Les femmes sont employées à la buanderie, à la cuisine, à la lingerie et au vestiaire; d'autres filent et tricotent. Toutes les fois qu'il y a eu de

grands travaux dans l'intérieur de la maison, les aliénés y ont pris une part active. Il n'est jamais arrivé d'accident pour leur avoir mis entre les mains des outils de maçon et de charpentier. Les travaux de culture restreints aux jardins de la maison ne peuvent pas occuper un assez grand nombre d'individus; il serait nécessaire de créer une ferme avec les terrains qui environnent l'hospice, et qui en étaient autrefois une dépendance.

Les travailleurs reçoivent un supplément de nourriture et du tabac, soit à fumer, soit à priser. On accorde en outre une rétribution en argent à ceux qui savent en tirer parti. Cette rétribution, calculée sur une moyenne de 10 centimes par journée de travail, est répartie suivant l'assiduité de l'ouvrier et la nécessité de l'encourager. Elle est mise en réserve pour ceux des convalescents dont la sortie est prochaine.

9. Les aliénés habitent en commun; la séquestration dans les cabinets d'isolement n'est qu'un cas exceptionnel. Pendant l'hiver, toutes les pièces sont convenablement chauffées. Le froid est assez rigoureux pendant quelques mois de l'année, pour qu'il soit nécessaire de faire du feu dans les dortoirs. Toutes les localités, à l'exception de l'infirmerie et des chambres particulières, sont chauffées avec de la tourbe. Il ne résulte aucun inconvénient de l'emploi de ce combustible.

10. Les ressources en vêtements et en linge sont encore assez restreintes; malgré cela, les aliénés sont convenablement vêtus, et leur aspect n'offre

rien de pénible. Les aliénés tranquilles et propres reçoivent, les dimanches et jours de fête, un vêtement plus soigné et changent de linge une fois par semaine; les autres en reçoivent toutes les fois qu'il est nécessaire. Il importe surtout de prémunir les aliénés contre les brusques variations de la température. Aussi faut-il leur faire quitter les vêtements d'été vers le milieu du mois de septembre, et ce n'est guères que vers le milieu du mois de mai qu'ils peuvent les reprendre sans inconvénient. Dans le principe, les aliénés étaient chaussés avec des sabots; cette chaussure a été abandonnée. Ils portent tous des souliers; on leur donne des bas de laine en hiver. Cet usage contribue à prévenir l'oedème des extrémités inférieures. On veille à ce que les aliénés entretiennent la plus grande propreté sur leur personne. On maintient par des gants les mains de ceux qui déchirent.

11. Les lits sont en fer dans tous les dortoirs. Le lit d'un aliéné se compose d'une paillasse ou d'un sommier, d'un matelas, d'un rouleau en crin et laine, d'une paire de draps, d'une couverture en été et de deux en hiver, dont une en laine. Beaucoup d'essais infructueux ont été tentés dans l'origine pour le couchage des gâteux; on est enfin parvenu à donner aux salles où se trouvent ces malades le même aspect qu'aux dortoirs les mieux tenus. Leur lit se compose de trois parties : à la tête et aux pieds sont un matelas et un sommier; le centre est occupé par une caisse en bois couverte de sangles, supportant un sac de paille

hachée que l'on renouvelle tous les jours; le reste des fournitures ne diffère en rien de celles des autres lits. Elles sont assujetties par des courroies qui passent d'un côté à l'autre. On a, depuis deux ans, constaté les avantages de ce mode de couchage, surtout pour les aliénés atteints de paralysie générale.

L'heure du lever est réglée suivant les saisons; elle varie de 5 à 6 heures du matin pour les aliénés valides. Le coucher a lieu à huit heures du soir; l'excédant de dépense qui en résulte pendant l'hiver pour le chauffage et l'éclairage, ne doit pas faire renoncer aux avantages de cette mesure.

12. Le règlement prescrit pour chaque classe un régime ordinaire dont le médecin régle tous les jours le détail. Les distributions se font d'après une prescription générale, délivrée le matin après la visite et indiquant pour chaque classe la nature des aliments et leur quantité. Cette pièce de dépense est appuyée d'un état numérique de la population. Les aliénés de la même classe mangent dans chaque quartier à une table commune, de laquelle on a soin d'exclure tous ceux qui y affectent une mauvaise tenue. Ceux qui ne peuvent manger seuls, sont servis par les domestiques; on voit souvent les aliénés prêter leur secours aux malheureux qui se trouvent dans cette pénible position. Les repas sont présidés par les divers employés de la maison et par les Sœurs dans le quartier des femmes.

Les aliénés font trois repas : ils déjeûnent à

sept heures, dînent à onze heures et soupent à cinq heures.

Le médecin modifie le régime ordinaire toutes les fois qu'il le trouve nécessaire; ainsi, les femmes, en général, s'accommodant peu d'une soupe au déjeûner, le médecin la remplace quelquefois par une tasse de café au lait pour celles qui travaillent.

Le régime alimentaire est modifié suivant les indications que présentent les maladies accidentelles.

La quantité des aliments est augmentée pour les aliénés doués d'un appétit extraordinaire que ne pourrait satisfaire la portion fixée par le règlement. Cette voracité disparaît souvent quand il survient un peu d'amélioration. Certains individus d'une constitution délicate, ayant joui autrefois de quelque aisance, ont été accoutumés à un régime choisi; ils ne peuvent pas toujours supporter le régime commun; le médecin, doit dans l'intérêt de leur santé, modifier la prescription à leur égard.

Les diverses formes du délire offrent aussi quelques indications. Dans la période d'excitation de la manie, surtout quand il y a pléthore, il faut insister sur le régime végétal; dans la manie chronique, au contraire, et quand l'excitation cérébrale fait craindre le marasme, il convient de prescrire des aliments légers, mais nourrissants. Il ne faut pas trop surcharger l'estomac; car on s'exposerait aux vomissements. Une décoction panée est fort utile dans l'intervalle des repas, surtout s'il se manifeste de la diarrhée. Dans ce dernier cas, un ou deux œufs délayés dans du bouillon font un excellent aliment. Lorsqu'à la suite des accès de manie il survient une prostration notable des forces, il faut revenir peu à peu au régime gras et rendre la nourriture plus succulente. L'âge, le tempérament, l'état des forces, fournissent des indications très-variées qui fixent l'attention du médecin. Les déments et les paralytiques réclament aussi dans certains cas un régime fortifiant.

Autant l'on proscrit l'usage du vin dans la monomanie, autant il est nécessaire dans la plupart dés cas de démence. Les lypémaniaques ne doivent pas en être privés. Il faut toujours l'étendre d'une certaine quantité d'eau.

Les modifications dans le régime sont un bon moyen d'encouragement et de répression, qui ne doit être employé qu'avec discernement.

Le régime doit être en rapport avec le mode de traitement que l'on fait suivre au malade.

Ces considérations, qui se rapportent surtout au régime de la première classe, sont d'une application bien plus facile pour les autres classes, qui ont un choix d'aliments plus varié.

Les boissons varient suivant les cas et consistent principalement en une tisane d'orge édulcorée, une émulsion d'amandes ou une limonade tartarisée. Pendant les grandes chaleurs on distribue une eau vineuse, contenant un quart de vin. On accorde quelquefois de la bière.

Les limites que je me suis assignées ne me permettent pas de m'étendre sur l'emploi des divers agents thérapeutiques. Les considérations que j'ai à présenter à cet égard, trouveront leur place dans un autre travail. Je vais passer maintenant à l'exposition des résultats que m'a fournis l'observation.

13. Du 4 novembre 1835 au 31 décembre 1839 l'hospice de Stéphansfeld a reçu 383 aliénés de tout âge, de tout rang, de tout sexe. Le tableau n° 2 nous fait connaître le mouvement annuel de la population de a maison qui s'est accrue d'année en année. Relativement à leur domicile, les aliénés sont répartis de la manière suivante dans le tableau n° 5.

Département du Bas-Rhin	272
Département du Haut-Rhin	88
Départements étrangers	9
Militaires	7
Prisons	7

Les épileptiques non aliénés ne sont pas compris dans ce travail. J'ai désigné par population primitive les aliénés soit de Maréville, soit de l'hôpital civil de Strasbourg, qui au début de l'organisation ont été transférés à Stéphansfeld.

14. Si l'on compare le nombre des admissions indiquées dans nos tableaux avec les récensements faits en 1836 et 1837, on reconnaît que l'établissement a reçu un nombre d'aliénés à peu près égal à celui dont l'existence a été constatée dans le département à ces deux époques. Ce nombre (253

non compris les idiots et les imbécilles) peut donc être considéré comme représentant la population aliénée du département, qui est avec la population totale dans le rapport de 1 à 2220 habitants.

Ce rapport n'est pas le même pour tous les arrondissements. Celui de Strasbourg présente la proportion la plus forte. 36 communes y ont fourni 165 aliénés; ce qui fait un aliéné sur 1326 habitants. La ville de Strasbourg seule offre un rapport de 1 à 600. Dans l'arrondissement de Sélestadt, 27 communes ont fourni 52 aliénés, soit un aliéné pour 2594 habitants. Pour l'arrondissement de Saverne, 24 aliénés proviennent de 14 communes; ce qui fait un aliéné sur 4667 habitants. Enfin, dans l'arrondissement de Wissembourg, nous trouvons 12 aliénés provenant de 9 communes, ou 1 aliéné sur 7949 habitants. Quoique ces rapports ne soient qu'approximatifs, cependant nous pouvons déjà en conclure que la proportion du nombre des aliénés augmente, lorsque la population est plus agglomérée ou répartie entre un moins grand nombre de communes, ou, en d'autres termes, que la folie est plus fréquente dans les villes que dans les campagnes.

Si l'on ne considère que la population adulte, on trouve un aliéné pour 1400 habitants.

Quant aux idiots et aux imbécilles, l'établissement n'en a reçu que 19 du département du Bas-Rhin, quoiqu'on en compte près de 200 dans leurs familles ou les hospices. Si nous les avions compris dans nos calculs, nous eussions trouvé pour toute la population sur 1250 âmes un individu ne jouissant pas de l'intégrité de ses facultés intellectuelles.

15. La recherche des causes qui dans telle ou telle circonstance ont amené l'aliénation mentale, est aussi importante que difficile. Il n'est pas toujours possible de bien préciser l'époque de l'invasion de cette maladie, qui existe quelquefois à l'état d'incubation avant qu'une cause fortuite la fasse éclater. La cause primitive peut n'être pas assez énergique pour produire l'aliénation mentale soit immédiatement, soit après un temps plus ou moins long; elle peut n'amener qu'une simple prédisposition; il suffit alors d'une seconde cause, même légère, pour déterminer le dérangement des facultés intellectuelles. J'ai observé bien souvent que la folie n'a éclaté qu'à la suite de l'action successive de plusieurs causes. Le défaut de renseignements sur beaucoup d'aliénés reçus dans l'asile, et quelquefois l'inexactitude de ceux fournis par les familles rendent très-difficile la rédaction des tableaux où sont résumées les causes de la folie. Aussi ne peuvent-ils nous être utiles que sous le rapport des résultats généraux qu'ils présentent. Ce n'est que dans l'étude des cas particuliers que l'on peut reconnaître le mode d'action des causes.

16. Comme cause générale, nous devons mentionner en première ligne la constitution propre des individus, ou leur tempérament physique et moral. Puis viennent comme modificateurs l'éducation, les habitudes, la position sociale, les occupations ordinaires, les mœurs, les préjugés, les

exigences de telle ou telle condition, ainsi que les relations sociales qui donnent à toutes les individualités une physionomie particulière.

On conçoit donc facilement que l'hérédité doit jouer un grand rôle dans la production de la folie. Si dans le tableau des causes elle n'est notée que 6 fois, c'est que dans ces cas seulement elle a été reconnue comme cause unique et déterminante. Les familles ont, en général, de la peine à avouer cette circonstance que nous avons notée 30 fois, qui sans doute est plus fréquente encore. Cette prédisposition héréditaire peut aussi exister sans que les parents aient été aliénés. Elle dépend alors d'autres circonstances qui ont altéré la constitution de l'enfant en raison du genre de vie qu'ont menée ses parents, et des maladies dont ils ont été atteints. Il est d'autant moins possible de méconnaître cette prédisposition, qu'elle se rattache souvent à la ressemblance que présentent les enfants avec leurs parents sous le rapport du caractère et des penchants. Ce qui démontre que l'hérédité ne contient ordinairement qu'une prédisposition, c'est qu'on a vu des personnes en éloigner les effets par un genre de vie et des habitudes, qui étaient en quelque sorte un traitement prophylactique. J'ai connu deux sœurs qui, pendant plusieurs années, ont soigné leur père atteint d'aliénation mentale, et qui ont fini par devenir aliénées. Leur frère, au contraire, chez lequel il est facile de reconnaître une prédisposition marquée de la folie, est resté éloigné de la maison paternelle; son éducation a été plus convenablement dirigée, et il a pu combattre jusqu'à ce jour les causes capables d'amener la perte de la raison. Il s'observe d'autant mieux qu'il connaît toute l'influence d'une prédisposition héréditaire.

17. Les défauts d'une première éducation constituent souvent une prédisposition. Un individu est d'un caractère très-violent dans son enfance, on ne cherche pas à calmer de bonne heure cette irritabilité excessive, on cède à tous ses caprices; devenu homme, il rencontre bien des mécomptes et la raison finit par s'égarer.

Les habitudes ont aussi une influence très-marquée sur la production de la folie, surtout quand elles coïncident avec des passions très-vives.

Des maladies longues et douloureuses, des privations de tout genre, sont aussi des causes prédisposantes et quelquefois déterminantes.

Quoiqu'une cause agisse rarement seule, j'ai néanmoins, comme tous les auteurs, distingué les causes physiques et les causes morales.

18. Sous le rapport de leur fréquence dans chaque sexe et pour le département du Bas-Rhin seulement, les causes physiques sont classées, ainsi qu'il suit, d'après le tableau n° 6.

HOMMES.		FEMMES.	
Abus des boissons	35	Épilepsie	10
Épilepsie	10	Désordres menstruels. . .	8
Fièvre	5	Age critique	5
Excès de travail	3	Effets de l'âge	4
Hérédité.	3	Fièvre	4

HOMMES.		FEMMES.	
Coups, blessures, chute	3	Débauche	3
Effets de l'âge	2	Irritabilité excessive	2
Maladie de la peau	2	Suites de couches	2
Apoplexie	1	Dénuement	2
Phthisie	1	Abus des boissons	1
Débauche	1	Apoplexie	1
	66	Coups et blessures	1
		Hérédité	1
			44

Nous voyons que parmi les hommes l'abus des boissons a produit à lui seul autant de fois la folie que les autres causes physiques. Cause prédisposante dans un grand nombre de cas, il est très-souvent la cause principale. C'est surtout dans le Haut-Rhin que cette cause agit le plus souvent, puisque sur 60 hommes de ce département admis dans l'hospice, 32 sont devenus aliénés à la suite de fréquents écarts de régime. J'ai remarqué que cette cause avait d'autant plus d'influence qu'elle coïncidait avec quelque peine morale, et que ceux qui en étaient victimes avaient voulu par ce moyen s'étourdir sur leur position. La folie éclate souvent à la suite des rixes qui s'élèvent pendant l'ivresse; les liqueurs fortes agissent soit en surexcitant le cerveau, soit en stupéfiant en quelque sorte cet organe.

Après l'abus des boissons, l'épilepsie est la cause physique qui a produit le plus d'aliénés; c'est la cause prédominante chez les femmes.

La fièvre intermittente, la fièvre nerveuse, ont aussi produit quelques cas d'aliénation mentale.

Les désordres de la menstruation sont une cause assez fréquente de la folie; si elle n'est pas notée un plus grand nombre de fois, c'est que la dysménorrhée est souvent le résultat d'une cause morale ayant par elle-même amené primitivement la lésion intellectuelle.

Nous n'avons eu que peu d'exemples de folie produite par la débauche, et encore ont-ils été plus fréquents chez les femmes; elles ont été atteintes par la maladie à un âge où elles devaient nécessairement renoncer à des habitudes qui étaient devenues pour elles une seconde nature.

19. Les causes morales sont réparties ainsi qu'il suit :

HOMMES.		FEMMES.	
Chagrins	22	Chagrins	42
Ambition	7	Religion mal entendue	7
Amour	6	Amour	7
Frayeur	4	Frayeur	4
Religion mal entendue	3	Jalousie	1
Événements politiques	2		61
Vagabondage	2		
	46		

Ce relevé nous démontre que les femmes sont plus sujettes à l'influence des causes morales que les hommes, et que c'est le chagrin qui est la cause prédominante.

20. En résumant ce qui précède, nous voyons que les causes qui produisent la folie dans le département sont ainsi distribuées :

	HOMMES.	FEMMES.	TOTAL.
Causes physiques.	66	44	110
Causes morales.	46	61	107
Causes inconnues	19	17	36
	131	122	253

Les causes physiques sont donc dans la même proportion que les causes morales; les causes sont inconnues pour le septième des admissions du Bas-Rhin.

21. Nous l'avons déjà dit plus haut : une cause agit rarement seule, et son action ne produit ordinairement la folie qu'autant qu'il existe une prédisposition; cela s'applique surtout aux causes morales dont l'influence dépend d'un certain état du système nerveux et circulatoire. Quelquefois soudaine, leur action est ordinairement assez lente et l'invasion de la folie n'a lieu que quand la constitution du malade a subi de notables modifications; c'est ce qui arrive surtout quand il n'existe pas de prédisposition bien marquée et que la cause agit d'une manière continue : on observe d'abord un changement dans l'humeur, dans les habitudes et dans les sentiments affectifs; la moindre contrariété irrite, la sensibilité s'exalte, les fonctions digestives s'exécutent mal, le sommeil est interrompu; le malade quitte ses occupations ordinaires, se livre même à quelques excès. Quand l'individu a conscience de son état, il résiste pendant un temps plus ou moins long, et la circonstance la plus légère fait éclater l'accès. C'est le

chagrin qui, parmi nos aliénés, a été la cause morale prédominante. Dans ces cas, la gravité de la maladie dépend du motif du chagrin et de la force de celui qui l'éprouve; l'effet en est d'autant plus fâcheux qu'il est moins attendu et que son action est plus continue. La constitution du sujet nous fournit souvent la meilleure explication de l'invasion de la folie. C'est surtout quand on étudie les diverses variétés du délire, que l'on arrive à bien comprendre le mode d'action des causes, et à rattacher la folie à un dérangement primitif ou secondaire des fonctions organiques.

Recherchons maintenant jusqu'à quel point certaines circonstances peuvent contribuer au développement de cette maladie.

22. On a depuis longtemps agité la question de savoir dans quelle proportion les cas d'aliénation mentale sont répartis entre les deux sexes; l'ensemble des admissions du Bas-Rhin nous fournira les données de nos calculs à ce sujet. Nous trouvons dans nos tableaux 131 hommes et 122 femmes; nous pourrions donc dès à présent conclure que la folie s'est montrée plus fréquemment parmi les hommes que parmi les femmes; mais si l'on compare ces nombres avec ceux que fournit le recensement de la population totale, en ayant soin de ne pas compter les individus que leur âge semble mettre à l'abri de la folie, on trouve que les rapports sont pour les hommes 1 sur 1300, et pour les femmes 1 sur 1500. Ainsi la folie est plus fréquente chez les hommes que chez les femmes.

Sans vouloir émettre une opinion positive sur les causes de ce résultat, je hasarderai les observations suivantes :

Si d'un côté l'abus des boissons alcooliques tend à rendre l'aliénation mentale plus fréquente parmi les hommes, d'un autre côté, les femmes, soustraites pour la plupart à la vie dissipée des villes de l'intérieur, sont, par suite de leurs habitudes, moins exposées aux causes d'excitation qui, d'après les relevés des grandes villes, en conduisent un si grand nombre dans les asiles d'aliénés. Ce qui vient surtout à l'appui de cette observation, c'est que parmi les aliénés provenant des villes, le nombre des femmes est presque égal à celui des hommes et le surpasse même quelquefois, tandis que pour ceux qui viennent des campagnes les hommes sont plus nombreux.

23. Le nombre des célibataires prédomine. Les rapports suivants établissent la fréquence de la folie suivant l'état civil :

	HOMMES.	FEMMES.	MOYENNE.
Célibataires. . .	1 sur 783	1 sur 985	1 sur 875
Mariés	1 sur 2089	1 sur 3000	1 sur 2600
Veufs	1 sur 2340	1 sur 970	1 sur 1215

Si nous observons une aussi forte proportion parmi les célibataires, c'est que les mariages se font assez tard dans ce département, et que les célibataires sont en général à un âge qui, comme nous le verrons plus tard, prédispose le plus à la folie. Pour les hommes il y a peu de différences entre les mariés et les veufs; c'est tout le contraire chez les femmes, parmi lesquelles la proportion des veuves se rapproche assez de celle des célibataires. On conçoit que les chagrins, leur position quelquefois précaire, peuvent très-bien favoriser une prédisposition à la folie, surtout à l'âge où la cessation du flux menstruel exerce une grande influence. Il résulte encore de nos calculs que sur 100 aliénés de chaque sexe nous avons :

	HOMMES.	FEMMES.
Célibataires	64	56
Mariés	33	24
Veufs	3	20
	100	100

24. La diversité des cultes qui existent dans le département m'a permis de rechercher si la religion a sur la production de la folie l'influence que lui ont attribuée certains auteurs. Je me suis convaincu que la folie religieuse, peu fréquente dans ce pays, dépend surtout de la fausse interprétation des dogmes et se rencontre dans toutes les religions; souvent même elle est la conséquence des défauts d'une première éducation ainsi que d'une faiblesse naturelle de l'intelligence sur laquelle un mysticisme exalté exerce beaucoup d'influence. Il résulte du tableau 9 que le nombre des aliénés de chaque culte est à peu près dans le même rapport que la population. Toutefois nous devons remarquer que parmi les aliénés catholiques le nombre des femmes se rapproche beaucoup de

celui des hommes auquel il est presque égal, tandis que parmi les protestants le nombre des hommes est à celui des femmes comme 4 est à 3.

25. Le tableau des admissions relativement aux professions ne nous apprend rien relativement à l'influence qu'elles exercent sur la production de la folie; leur action n'a jamais été qu'indirecte en favorisant une prédisposition, et s'est toujours trouvée subordonnée à d'autres circonstances soit générales, soit individuelles. C'est sans doute à l'instabilité des positions, à l'existence de besoins variés et sans cesse renaissants, à cette nécessité impérieuse que tant d'individus ressentent de les satisfaire, qu'il faut rapporter en partie cette différence entre le nombre des aliénés des villes et des campagnes. Ces causes générales, que l'on pourrait presque nommer endémiques, coïncident avec le relâchement de la morale que l'on observe dans les grandes cités. Le changement brusque dans le genre de vie, l'obligation de contracter de nouvelles habitudes, les contrariétés qui en résultent, le passage d'une vie très-active à un repos absolu, peuvent avoir plus d'influence dans certaines professions que dans d'autres. Ainsi le militaire en rentrant dans la vie civile, le fonctionnaire en perdant son emploi, l'homme riche en perdant sa fortune, se trouvent dans des conditions qui les prédisposent à la folie. Mais cette prédisposition n'a d'influence qu'autant qu'elle se rattache à d'autres conditions individuelles. Le choix d'une profession peu en rapport avec les goûts ou les facultés de

celui qui l'embrasse, a dans certains cas exercé une influence directe sur la production de la folie.

26. La folie peut se développer à tout âge; il en est cependant auxquels elle est plus fréquente, quoiqu'il soit difficile de bien préciser l'époque de son invasion. J'ai fait de minutieuses recherches qui m'ont conduit aux résultats suivants pour le département du Bas-Rhin.

HOMMES.		FEMMES.	
De 30 à 35.	25	De 30 à 35.	23
De 20 à 25.	25	De 25 à 30.	18
De 25 à 30.	18	De 20 à 25.	16
De 40 à 45.	15	De 35 à 40.	14
De 35 à 40.	13	De 45 à 50.	12
Avant 20 ans.	10	Avant 20 ans.	12
De 45 à 50.	9	De 55 à 60.	11
De 50 à 55.	7	De 40 à 45.	8
De 55 à 60.	6	De 50 à 55.	5
De 60 à 70.	3	De 60 à 70.	3
	131		122

Nous n'observons que peu de cas d'aliénation mentale avant l'âge de 20 ans, et encore dans ceux que nous avons constatés, l'épilepsie a-t-elle été souvent la cause des désordres intellectuels. Parmi les autres en très-petit nombre, qui appartenaient tous à la classe indigente, aucune sage direction n'avait opposé un frein salutaire à de mauvais penchants.

Chez les hommes et chez les femmes c'est l'âge de 30 à 35 ans qui a fourni le plus d'aliénés; c'est à cet âge qu'on a perdu les premières illusions de la jeunesse et qu'on rencontre le plus de déceptions. C'est une époque à laquelle se déclarent beaucoup de maladies soit aiguës, soit chroniques; les passions ont encore toute leur énergie et les impressions produites sont plus durables.

En comparant dans chaque sexe la fréquence de la folie aux autres âges, nous trouvons que jusqu'à l'âge de 45 ans la folie est plus hâtive chez les hommes que chez les femmes; passé 50 ans, il y a peu de différence entre les deux sexes (tableau n° 10). Si nous considérons l'âge de l'invasion relativement à la forme du délire, nous observons que passé 20 ans les diverses espèces de folie se montrent à tous les âges; c'est de 30 à 35 ans et de 55 à 60 que l'on observe le plus de monomanies. Avant 35 ans, elles sont rares chez les femmes, qui au contraire, avant cet âge, sont plus sujettes à la lypémanie; passé 45 ans, la manie est plus rare dans les deux sexes; la démence primitive s'observe à tous les âges. C'est surtout de 45 à 50 que cette forme du délire succède à la manie, à la monomanie et à la lypémanie.

27. Si nous considérons maintenant les diverses formes sous lesquelles se présente l'aliénation mentale, nous voyons que la monomanie et la lypémanie réunies forment à peu près le quart du total des admissions. Pour le département du Bas-Rhin elles sont au nombre des aliénés comme 1 est à 3,5; dans la monomanie, le nombre des hommes l'emporte sur celui des femmes. C'est le contraire dans la lypémanie en réunissant ces

deux formes du délire, on voit que les deux sexes sont à peu près dans la même proportion pour le Bas-Rhin. On ne peut sans doute déduire aucune conclusion exacte des nombres qui représentent les diverses variétés de la monomanie que nous avons observées; nous croyons devoir cependant les faire connaître, parce qu'ils peuvent servir de base à des recherches ultérieures.

	Bas-Rhin.		*Haut-Rhin.*		*Autres.*	
	H.	F.	H.	F.	H.	F.
Monomanie ambitieuse . .	12	3	3	»	2	»
Monomanie religieuse. . .	4	3	»	1	1	»
Monomanies diverses . . .	4	3	»	3	»	»
Hallucinations	5	3	4	1	1	»
	25	12	7	5	4	»

41 lypémaniaques ont été reçus à Stéphansfeld, savoir : 14 hommes et 27 femmes; le département du Bas-Rhin seul en a fourni 34, dont 11 hommes et 23 femmes.

La monomanie n'est donc pas aussi fréquente dans ce département qu'ailleurs, et elle atteint plus souvent les hommes que les femmes; nous croyons pouvoir assigner pour cause à ce résultat le caractère propre des habitants, l'absence du plus grand nombre des causes d'excitation qui existent à Paris et dans d'autres grandes villes; les femmes sont plus sédentaires et se livrent moins à cette vie de dissipation où la raison trouve souvent tant d'écueils; enfin nos aliénés appartiennent à toutes les classes de la société. Il n'est donc pas étonnant qu'il y ait moins de monomanies parmi eux que

3

parmi les fous qui appartiennent à des familles riches. Cependant j'ai eu plus d'une fois l'occasion d'observer la monomanie ambitieuse chez des individus privés de toute instruction; mais chez eux le délire devenait bientôt général et passait promptement à la démence.

Les hallucinations que nous avons observées étaient entièrement isolées de tout désordre intellectuel.

L'hospice a reçu 155 maniaques, 88 hommes et 67 femmes; 53 hommes et 51 femmes appartiennent au département du Bas-Rhin.

La manie s'est donc montrée un plus grand nombre de fois que les autres formes du délire; elle est à la totalité des admissions comme 1 est à 2,33; pour le département du Bas-Rhin la proportion est de 1 à 2,43, et le nombre des femmes diffère peu de celui des hommes.

La démence est plus fréquente chez les hommes que chez les femmes; le nombre des cas de démence est à celui des admissions comme 1 est à 4,2; pour le département du Bas-Rhin, ce rapport est de 1 à 4,36. Cette proportion beaucoup plus forte que dans d'autres établissements, influe sur le rapport des guérisons et des décès. 85 individus étaient atteints de démence au moment de leur admission, 52 hommes et 33 femmes. Sur ce nombre, le département du Bas-Rhin a fourni 32 hommes et 26 femmes, et sur ces 58 individus, 26 appartenaient à la population primitive.

La démence est assez rarement primitive, le

plus souvent elle est la suite de la monomanie et de la manie; la paralysie générale complique assez fréquemment la démence; 16 hommes en étaient atteints au moment de leur entrée. Il y en a eu 5 chez lesquels elle n'a été bien caractérisée que quelque temps après leur admission; elle s'est montrée cinq fois chez les femmes à l'entrée, chez une autre elle n'est survenue que plus tard. Nous l'avons donc observée vingt-sept fois; si nous comparons ce nombre avec la totalité des admissions, nous trouvons le rapport de 1 à 13,4 ou 1 sur 9,6 pour les hommes et 1 sur 26,5 pour les femmes. Pour les aliénés du Bas-Rhin seulement, ces rapports sont 1 sur 12,9 pour les hommes, et 1 sur 28 pour les femmes. Si nous comparons le nombre des paralytiques avec celui des déments, nous trouvons que le rapport est de 1 sur 4,3 ou 1 sur 3,4 pour les hommes et 1 sur 7,6 pour les femmes. Pour les aliénés du département du Bas-Rhin, nous trouvons 1 sur 4,9 pour les hommes et 1 sur 10 pour les femmes; elle a donc été plus fréquente chez les hommes que chez les femmes. Cette affection a été la terminaison de la monomanie et de la manie; elle ne s'est montrée chez aucun de nos lypémaniaques. Tantôt les premiers symptômes de la paralysie générale ont coïncidé avec l'invasion de l'aliénation mentale, tantôt ils ne se sont montrés que plus tard; ils ont presque toujours précédé la démence confirmée. L'abus des boissons m'a semblé contribuer puissamment à produire cette complication.

On a reçu à l'hospice 20 aliénés épileptiques provenant du département du Bas-Rhin : 10 hommes et 10 femmes ; chez tous la maladie remontait à une date ancienne.

Dans l'énumération que nous venons de faire des diverses formes du délire, nous avons constaté l'état des malades au moment de leur entrée ; il est donc nécessaire, pour compléter notre statistique, que nous jettions un coup-d'œil sur la terminaison de la monomanie, de la lypémanie et de la manie.

Sur les 53 monomaniaques admis à Stéphansfeld, 7 sont passés à la démence ; savoir : 6 hommes et 1 femme ; parmi ces derniers 3 hommes et 1 femme appartiennent au département du Bas-Rhin.

Cette terminaison n'a été observée que deux fois chez les lypémaniaques.

Parmi les maniaques cette transformation s'est opérée chez 14 hommes et 10 femmes.

Il résulte donc que chez nos aliénés cette transformation a été plus fréquente dans la manie que dans la monomanie. C'est dans la lypémanie qu'on l'a le moins observée.

Sur les 85 déments admis à l'hospice, 22 l'ont été dès le début de la maladie, 7 le sont devenus à la suite de la monomanie, 12 avaient été lypémaniaques, et 45 maniaques. Si d'après ces données nous construisons le tableau des diverses formes du délire pour ce département, nous trouvons qu'elles sont réparties de la manière suivante entre les 253 aliénés qui en proviennent :

	HOMMES.	FEMMES.	TOTAL.
Monomanie. . . .	29	13	42
Lypémanie	15	28	43
Manie.	72	62	134
Démence	5	9	14
Épilepsie	10	10	20
	131	122	253

28. Ce n'est qu'en tenant compte de toutes les circonstances que l'on peut apprécier à leur juste valeur les résultats fournis par la statistique; je ne devais donc pas, surtout au début d'une organisation, négliger de noter la durée antérieure de la maladie de chaque individu avant son entrée à l'hospice. Il résulte de mes observations que le nombre des aliénés admis dans la première année de la maladie est à celui des admissions comme 1 est à 7; il a été comme 1 est à 9 en 1837 et 1838; il forme le quart des admissions en 1839.

Si l'on ne tient pas compte de la population primitive, on trouve que les aliénés dont la maladie date d'un an, forment la plus forte population dans les admissions, et que les aliénés dont l'aliénation mentale a 3, 4 ou 5 ans de durée, sont les moins nombreux. Si nous comptons toutes les admissions, nous voyons que les cas qui ont six ans et plus de durée en forment plus que le quart.

Les cas anciens sont plus nombreux parmi les femmes que parmi les hommes.

Dans le département du Bas-Rhin, le nombre des cas anciens forme près de la moitié des admissions; il n'est que le tiers de celles du Haut-Rhin.

C'est dans la monomanie et la démence que l'on observe le plus de cas anciens.

Nous voyons par ce qui précède que la distribution des admissions entre les mois de l'année ne peut nous offrir aucune indication pour connaître l'influence des saisons sur l'invasion de la folie, parce que l'époque de l'admission ne coïncide que très-rarement avec celle de l'invasion, et dépend d'une foule de circonstances imprévues; nous en donnons cependant le détail dans le tableau n° 7.

29. En jetant un coup-d'œil sur les tableaux 2, 3 et 5, nous voyons qu'au premier janvier 1840 il restait à l'hospice 198 aliénés ou idiots; en déduisant ces derniers au nombre de seize, la population aliénée se composait alors de 182 individus; et comme les admissions ont été au nombre de 362, nous avons à rendre compte des 180 individus manquant à cette époque. D'un autre côté, en examinant la proportion des éléments qui constituent cet effectif, nous observons que parmi les aliénés du Bas-Rhin le nombre des hommes est inférieur à celui des femmes. Ce résultat semblerait, au premier aperçu, infirmer les conclusions que nous avons déduites plus haut. Il n'est donc pas sans importance de rechercher les causes qui ont contribué à l'amener; nous devons nécessairement les trouver dans la statistique des sorties qui s'opèrent soit par guérison, soit pour toute autre cause, soit par décès.

Les différences que l'on observe sous ce rapport

dans chaque établissement dépendent du temps depuis lequel la maison existe, des nombres entre lesquels on établit les rapports de la proportion des cas anciens et récents, ainsi que des diverses formes du délire, du nombre absolu des admissions, etc.

30. Les tableaux 2 et 3 présentent 67 guérisons se rapportant à 66 individus, l'un d'eux ayant figuré dans deux années différentes. C'est donc sur le nombre 66 que nous bornerons toutes nos déductions.

Le rapport du nombre des guérisons à la population totale a été, pendant la période que nous examinons, de 1 à 5,4, 1 sur 5 pour les hommes et 1 sur 6,1 pour les femmes. Le rapport est de 1 sur 4,24, quand on déduit du nombre total des admissions la population primitive, composée en grande partie de cas anciens.

Si nous établissons ces rapports pour les aliénés du Bas-Rhin seulement, nous trouvons pour la totalité des admissions 1 sur 5,88, ou 1 sur 5,69 pour les hommes et 1 sur 6,1 pour les femmes. En déduisant la population primitive, on aurait le rapport 1 à 4,04.

Pour les aliénés provenant du département du Haut-Rhin la proportion est de 1 sur 4,78; pour les militaires elle est de 1 sur 3,5, et pour les départements étrangers de 1 sur 3,31. Les rapports annuels, établis entre les guérisons et les admissions, nous fournissent les résultats suivants :

	TOTAL DES ADMISSIONS.	BAS-RHIN.
1836	1 sur 5,33	1 sur 4
1837	1 sur 3,94	1 sur 3,07
1838	1 sur 4,64	1 sur 3,66
1839	1 sur 4	1 sur 4,09

Nous devons remarquer ici que sur les 22 guérisons de l'année 1839, 12 appartiennent aux départements étrangers.

Nous pouvons en conclure que les guérisons sont plus nombreuses parmi les hommes que parmi les femmes.

Le rapport annuel des guérisons aux admissions est d'autant moins favorable, que le nombre des admissions a été plus considérable dans le dernier trimestre.

31. Le meilleur moyen de constater la proportion des guérisons consiste à rechercher le nombre qu'ont fourni, au bout d'un temps plus ou moins long, les aliénés entrés à l'hospice dans le courant d'une même année. Stéphansfeld existe depuis trop peu de temps, pour que nous puissions fournir des indications très-étendues à cet égard; je me borne à citer les résultats consignés dans le tableau n° 13.

La population primitive a fourni 7 guérisons, ou 1 sur 11,7; les admissions de 1836 en ont fourni 18, ou 1 sur 2,66; celles de 1837 en ont donné 16, ou 1 sur 4,43. On ne peut encore apprécier toutes les guérisons que pourront fournir toutes les admissions de 1838 et de 1839, parce que le séjour à l'hospice des malades admis pendant ces deux années n'est pas assez long pour croire que quelques-uns ne pourront pas guérir dans les deux années suivantes.

Si nous ne tenons compte que des aliénés du Bas-Rhin, nous trouvons que les admissions de 1836 ont fourni 13 guérisons, ou 1 sur 2,38, ou bien 1 sur 2,35 pour les hommes et 1 sur 2,4 pour les femmes. L'année 1837 nous donne les rapports suivants : 1 sur 4 ou 1 sur 3,83 pour les hommes et 1 sur 4,3 pour les femmes. L'ensemble de ces deux années nous fournit le rapport moyen de 1 sur 3,2 ou 1 sur 3 pour les hommes et 1 sur 3,46 pour les femmes.

Je crois que ces rapports établis de cette manière représentent assez exactement la proportion moyenne des guérisons pour le département du Bas-Rhin, et dans une période déterminée. Plus tard, sans doute, cette moyenne sera plus forte, lorsque les familles auront plus tôt recours à l'isolement, et que le nombre des cas anciens sera moins grand.

32. Nos observations ne sont pas assez nombreuses pour que nous puissions déterminer quelles sont les positions sociales qui fournissent le plus de guérisons. Nous nous bornerons à donner, sans commentaire, le rapport des guérisons suivant les classes de pension.

	TOTALITÉ DES ADMISSIONS.	BAS-RHIN.
1re classe (gratuite)	1 sur 6,61	1 sur 6,24
1re — aux frais des familles.	1 sur 4,42	1 sur 6,25
2e — *idem* .	1 sur 2,92	1 sur 3,20

	TOTALITÉ DES ADMISSIONS.	BAS-RHIN.
3e classe (aux frais des familles).	1 sur 4,33	1 sur 2,33
4e — *idem*	1 sur 3, »	1 sur 3, »

33. Relativement à la forme du délire, nous trouvons les rapports suivants :

	TOTALITÉ DES ADMISSIONS.	BAS-RHIN.
Monomanie	1 sur 8,08	1 sur 18, »
Lypémanie	1 sur 5,85	1 sur 4,07
Manie	1 sur 3, »	1 sur 3,15
Démence	1 sur 28, »	1 sur 29, »

La manie paraît donc offrir ici le plus de chances de guérison.

Si l'on compare dans chaque sexe les guérisons sous le rapport de la forme du délire, on observe que la guérison de la monomanie est plus fréquente chez les hommes que chez les femmes. C'est le contraire dans la lypémanie ; dans la manie, la proportion est à peu de chose près la même pour les deux sexes, quoique plus avantageuse pour les hommes. La démence consécutive guérit rarement ; mais si l'on n'établit le rapport que pour la démence primitive, on trouve la proportion de 1 sur 5 pour les hommes, et 1 sur 9 pour les femmes.

34. Comme le plus souvent la guérison ne se manifeste pas brusquement, et que d'un autre côté il est prudent de faire précéder la sortie d'un certain temps d'épreuve, on conçoit facilement que le tableau 12 ne présente que d'une manière imparfaite l'influence des saisons sur les guérisons. Nous voyons toutefois que, soit pour la totalité

des guérisons, soit pour celles du Bas-Rhin seulement, les 2e et 3e trimestres en ont fourni le plus grand nombre.

35. Relativement à la durée de la maladie, nous observons qu'un quart environ des guérisons a été obtenu dans les six premiers mois, un autre quart au bout d'un an, et le troisième quart au bout de deux ans; le neuvième des guérisons a été obtenu au bout de trois ans, et le vingt-deuxième seulement dans les années suivantes jusqu'à six ans. Si nous comparons le nombre des guérisons obtenues dans les 6 mois, avec les admissions d'individus dont la maladie à leur entrée remontait à une date moins ancienne, nous trouvons le rapport de 1 à 3, sans préjudice des guérisons obtenues au bout d'un an dans la même catégorie.

36. Nous avons observé quelques terminaisons critiques. Une fièvre intermittente quotidienne a terminé une monomanie; un érysipèle à la face et une diarrhée abondante ont signalé chez deux malades la fin de la manie; l'application du moxa dans la lypémanie, celle du cautère actuel dans la manie, ont amené des succès. Mais dans la plupart des cas, la maladie a suivi une marche plus lente, et la convalescence ne s'est déclarée qu'après la diminution progressive de tous les symptômes.

37. Nous avons observé plus de guérisons de folies développées sous l'influence de causes physiques que de celles qui provenaient de causes morales. Nous comptons parmi nos guérisons 17 individus dont la maladie était occasionnée par

l'abus des boissons alcooliques; 3 femmes étaient devenues aliénées par suite de désordres de la menstruation; chez 6 individus la fièvre avait amené la folie. Parmi les causes morales nous trouvons 22 guérisons d'individus dont la folie avait le chagrin pour cause. Aucun âge n'exclut les chances de guérison. Le tableau 15 nous fait voir que le plus grand nombre s'observe de 20 à 35 ans et de 40 à 45 ans.

38. Ce qui précède nous démontre que le nombre des guérisons influe beaucoup sur le mouvement de la population d'un asile. Aussi doit-on regretter que dans beaucoup de statistiques les auteurs n'aient indiqué que d'une manière générale la proportion des guérisons obtenues; ce qui ne permet pas de déterminer la cause des différences que présentent les résultats. Nous pouvons déjà conclure que, toutes choses égales d'ailleurs, ces différences proviennent :

Des proportions dans lesquelles se trouvent les diverses formes du délire;

Du mouvement de la population de l'asile, qui présentera un résultat peu avantageux tant que l'effectif augmentera dans une trop forte porportion, circonstance qui coïncidera avec de nombreuses admissions de cas anciens;

De la plus ou moins forte proportion d'admissions d'individus étrangers au département;

Du nombre des sorties prématurées réclamées par les familles.

39. Dans l'aliénation mentale comme dans les

autres maladies, les récidives ne sont pas une preuve de l'incertitude d'une première guérison. Il n'est pas étonnant que les mêmes causes amènent une seconde fois les mêmes résultats; leur nombre a été de 4, un homme et trois femmes. Une de ces dernières est sortie de nouveau guérie en 1838; elle ne figure qu'une fois dans nos tableaux; quant aux trois autres, ils sont encore à l'hospice. Il en résulterait, que le nombre des guérisons se réduirait à 63, en déduisant les récidives dont l'une appartient aux départements étrangers. Il y a eu au moins une année d'intervalle entre la sortie et la rechute.

40. Ce serait une grande erreur de croire que les aliénés sont exempts de la plupart des maladies; cependant c'est un préjugé assez répandu ici, même parmi les personnes éclairées. Souvent produite par des lésions organiques, la folie amène à sa suite des désordres fonctionnels qui se présentent même quelquefois sans altération matérielle appréciable. La sensibilité éprouve de nombreuses modifications : surexcitée chez les uns, diminuée chez d'autres, elle offre chez presque tous des anomalies variées; aussi les maladies incidentes sont-elles souvent très-graves chez les aliénés. Quoiqu'on observe parmi eux certains exemples de longévité, quoique quelques-uns résistent longtemps à des maladies très-graves, nous sommes forcés de reconnaître qu'en général la folie abrège la vie; toutes les statistiques publiées par les auteurs confirment cette triste vérité.

Il y a deux manières d'établir le rapport de la mortalité, par année et par période de plusieurs années. Dans le premier cas, on obtient le rapport de la mortalité annuelle, qui résume l'influence des causes qui ont agi pendant l'année; dans le second cas, un résultat commun confond toutes les causes et donne la moyenne de la mortalité de la folie.

94 décès d'aliénés ont été constatés du premier janvier 1836 au 31 décembre 1839; la moyenne annuelle des décès a donc été de 23,5.

41. Pour établir le rapport de la mortalité annuelle, on prend pour point de départ le nombre total des aliénés qui ont figuré dans l'asile pendant le cours de l'année; nous avons ainsi les rapports suivants :

En 1836.	1 sur 7,7	En 1838	1 sur 7,88
En 1837.	1 sur 6	En 1839	1 sur 11,1

L'état sanitaire s'est donc amélioré.

42. Suivant leur domicile, les décédés sont ainsi répartis :

Département du Bas-Rhin.	73
Département du Haut-Rhin	16
Autres	5
	94

En comparant ces nombres avec la totalité des admissions, on trouve que le rapport général de la mortalité a été de 1 sur 3,85 savoir :

Département du Bas-Rhin	1 sur 3,46
Département du Haut-Rhin	1 sur 5,38
Autres.	1 sur 4,60

43. Si nous jetons un coup d'œil sur le tableau n° 7, nous voyons que les décès ne sont pas répartis d'une manière uniforme entre toutes les saisons. En considérant l'ensemble des quatre années, nous trouvons que c'est le premier trimestre qui a fourni le plus de décès, puis vient le 4e; c'est dans le 3e trimestre que l'on en trouve le moins. Ces résultats généraux s'observent également pour les aliénés du Bas-Rhin.

Cependant si l'on entre dans le détail de chacune des années, on remarque que cette loi n'est pas constante. Ainsi en 1838 et 1839, c'est le 4e trimestre qui a donné le plus de décès; on observe ce résultat dans le 1er trimestre des années 1836 et 1837, or c'est à la fin de 1835 qu'a eu lieu la translation des aliénés de l'hôpital civil de Strasbourg, et la grippe a regné pendant l'hiver de 1837. Les brusques variations de température, les pluies abondantes qui tombent dans le courant du premier trimestre et du quatrième, sont en général très-préjudiciables aux aliénés. C'est ordinairement à ces époques que l'on voit succomber ceux qui sont atteints de maladies chroniques : avant la loi du 30 juin 1838, le placement provisoire dans les prisons a été la cause de plusieurs décès.

44. En considérant la totalité des admissions, les rapports de mortalité suivant les sexes sont : pour les hommes 1 sur 3,50, et pour les femmes 1 sur 4,41; et en ayant égard au domicile des décédés, on trouve :

	HOMMES.	FEMMES.
Département du Bas-Rhin. .	1 sur 3,27	1 sur 3,69
Département du Haut-Rhin .	1 sur 3,93	1 sur 27
Autres.	1 sur 4	1 sur 5

La mortalité est donc plus forte parmi les hommes que parmi les femmes.

45. Nous pouvons dès à présent déterminer l'influence qu'exerce la folie sur les chances de mortalité, en comparant les rapports que nous venons d'obtenir avec ceux que fournit la statistique générale du département, et en ayant soin toutefois de n'y comprendre que les individus âgés de 20 ans et plus; or, pendant ces quatre années, il y a eu dans ce département 10 décès sur 124 habitants, tandis que sur le même nombre d'aliénés nous comptons 35,8 décès. Le rapport de la mortalité dans la population à celle qui a été observée parmi les aliénés est donc comme 100 est à 358, ou en d'autres termes la mortalité est 3 fois et demie plus forte parmi les aliénés que parmi les autres habitants au-dessus de 20 ans.

46. En calculant le nombre des décès fourni par les admissions de chaque année, nous trouvons les résultats suivants:

Pour la population primitive.				1 sur 2,34
— les admissions de			1836.	1 sur 2,82
—	—	—	1837.	1 sur 3,89
—	—	—	1838.	1 sur 5,26
—	—	—	1839.	1 sur 10

Si, au lieu de considérer toutes les admissions, nous n'établissons nos rapports que sur les aliénés du département du Bas-Rhin, nous trouvons que :

La population primitive a fourni 34 décès ou. . . 1 sur 2,32
Les admissions de 1836 ont donné 11 décès ou. . 1 sur 2,90
Les admissions de 1837 ont perdu 15 individus ou 1 sur 3,26
Celles de 1838 ont fourni 8 décès . . . . 1 sur 5,37
Enfin nous comptons dans celles de 1839 5 décès ou 1 sur 10

47. Relativement à la forme du délire, nous constatons les rapports suivants :

	ADMISSIONS TOTALES.	BAS-RHIN.
Monomanie	1 sur 4	1 sur 3,7
Lypémanie	1 sur 4,55	1 sur 3,77
Manie	1 sur 7	1 sur 5,47
Démence	1 sur 2,23	1 sur 2,23
Épilepsie	1 sur 2,33	1 sur 2,22

Il en résulte que c'est parmi les épileptiques et les déments que les décès ont été les plus nombreux. Ces proportions seraient plus fortes, si nous placions parmi les déments ceux qui, atteints de monomanie ou de manie à leur entrée, étaient passés à la démence avant leur décès. Dans la monomanie et dans la démence la mortalité a été plus forte chez les femmes que chez les hommes; c'est le contraire dans les autres formes du délire.

48. Le tableau 21 nous fait connaître la durée de la maladie des aliénés décédés à l'hospice pendant ces quatre années. Près des trois dixièmes des décédés étaient aliénés depuis plus de 9 ans; un sixième est mort après un an de maladie et après 3 ans. Passé cette période, les malades paraissent conserver quelques chances favorables de pro-

longer leur existence. C'est pourquoi, les guérisons et les décès enlevant la plus grande partie des aliénés dans les 3 premières années, nous ne devons pas être étonnés de voir dans le tableau n° 11 moins d'individus dont la maladie remonte à 4 ou 5 ans. C'est dans les quatre premières années que l'on rencontre le plus de décès chez les maniaques ; et en examinant le chiffre des décès chez les déments, on reconnaît que les chances de mort augmentent d'autant plus que le passage à la démence a été plus rapide. Si, au contraire, la manie passe à l'état chronique, tout porte à croire que l'aliéné a plus de chances pour la prolongation de son existence.

49. Le tableau 20 nous montre que c'est de 35 à 40 ans et de 45 à 50 ans que l'on observe le plus de décès, puis de 30 à 35 et de 40 à 45. Cela s'explique assez bien, si l'on se reporte à ce que nous avons dit relativement à l'âge de l'invasion et à la durée de la maladie. Le chiffre de la mortalité doit être plus fort dans la période d'âge qui suit celle où la folie est plus fréquente. Aussi nous voyons que 20 individus sont devenus fous de 55 à 60 ans, et nous trouvons 11 décès de 60 à 70 ans, tandis que 8 individus seulement sont devenus fous dans cette dernière période ; et comme 3 ont été guéris, il en résulte que 6 décédés au moins provenaient de la période précédente. D'après ces calculs, la durée moyenne de la folie serait de 6 ans environ. Or, en additionnant le nombre des années qui représentent la durée de

la folie chez chaque aliéné et divisant cette somme par 94, nombre des morts, on trouve pour durée moyenne de la folie 6 ans et 3 mois; pour les aliénés guéris la durée moyenne de la maladie a été d'un an et 7 mois.

50. La folie est-elle par elle-même une cause de mort, ou bien n'est-elle qu'une prédisposition à des complications graves qui compromettent la vie de ces malades? c'est une question que je ne puis encore entièrement résoudre ici. Je me bornerai aux réflexions suivantes sur les résultats que présente le tableau 22.

Les phlegmasies aiguës ou chroniques des intestins et des poumons ont, dans une proportion presqu'égale, fourni la moitié environ des décès; de ces maladies, les unes avaient précédé l'invasion de la folie, les autres s'étaient développées depuis. Dans quelques cas, il était impossible de déterminer d'une manière précise l'origine de la complication. C'est surtout parmi les cas anciens que ces affections ont été observées. L'existence de la folie modifie souvent la marche de ces maladies et en dissimule quelquefois les principaux symptômes; c'est pourquoi l'on ne saurait observer les aliénés avec trop d'attention.

En 1837 plusieurs aliénés sont morts sous l'influence de la grippe; c'étaient pour la plupart des pneumonies anciennes, dont la marche avait été jusque-là très-lente, et qui avaient acquis plus de gravité pendant l'épidémie. Parmi ces pneumonies, très-peu ont eu une marche franche et régulière;

la dyspnée et la douleur de côté ont manqué dans quelques-unes; plusieurs étaient compliquées d'hypertrophie du cœur. La paralysie générale a terminé la vie de 18 aliénés. C'est surtout en 1838 et 1839 que nous avons constaté le plus de décès par cette cause. Dans ces cas, les altérations trouvées à l'autopsie étaient principalement l'injection des méninges, leur ramollissement ou leur épaississement, le ramollissement du cerveau, l'injection de la substance propre de cet organe, un épanchement sanguin plus ou moins considérable. Nous avons constaté une fois l'existence d'un kyste dans l'hémisphère gauche; les ventricules contenaient ordinairement une grande quantité de sérosité.

Les aliénés sont sujets à de fréquentes congestions de sang vers la tête; c'est surtout chez les monomaniaques et certains déments que l'on remarque cette disposition. C'est souvent à cette cause que l'on doit rapporter les vomissements qui ne dépendent d'aucune lésion gastrique. L'apoplexie a enlevé près du dixième de nos décédés.

Je n'ai observé que deux fois le marasme à la suite de la manie aiguë.

La fièvre intermittente aux différents types, l'hépatite chronique, les bronchites, les pneumonies et la diarrhée, ont été les affections incidentes les plus fréquentes.

Aucun accident grave n'est arrivé pendant ce temps. Deux hommes sont morts des suites d'une chute faite avant leur entrée. Un autre s'était coupé le cou avec un rasoir; conduit à Stéphansfeld, il y mourut un mois après son entrée.

51. Pour compléter ce qui a rapport au mouvement de population de l'hospice, il me reste à parler des individus sortis avant d'être guéris. Nous en comptons 28 : 3 en 1836, 4 en 1837, 12 en 1838 et 9 en 1839; les sorties ont été provoquées :

1. Par l'autorité qui a fait rendre des aliénés à leurs départements respectifs;

2. Par évasion;

3. Par la volonté des familles qui n'avaient pu réussir dans les démarches qu'elles avaient faites pour obtenir une réduction de pension, ou qui étaient induites en erreur par un commencement d'amélioration;

4. D'autres sorties ont eu lieu par des motifs qui ne doivent pas être mentionnés ici.

Cinq réintégrations réduisent ces sorties à 23.

Afin de ne pas compliquer les tableaux, je n'y ai pas compté les individus sortis et rentrés dans le courant de la même année pour quelque cause que ce fût.

52. Les idiots n'ont pas été assez nombreux pour donner lieu à des remarques générales. Il y a eu trois décès parmi eux : deux malades ont succombé a une phlegmasie chronique des intestins, un autre à une pneumonie, à l'époque de la grippe.

Un idiot a été évacué sur l'hospice des orphelins pour essayer d'améliorer son état par un peu d'éducation.

Un imbécille est mort d'une gastro-entérite chronique.

53. Ici se terminent les considérations générales sur la statistique de Stéphansfeld. Il me reste à entrer dans quelques détails sur les diverses formes de l'aliénation mentale qui ont été observées dans cet établissement. Cette étude fera l'objet d'un autre mémoire qui sera en même temps consacré à l'examen du traitement.

(Tableau 1er.) **POPULATION DU DÉPARTEMENT DU BAS-RHIN.** (Recensement de 1836.)

Arrondissement de STRASBOURG :	161	communes,	218839	habitants.	
— de SAVERNE :	165	—	112260	—	
— de SÉLESTADT :	114	—	134887	—	
— de WISSEMBOURG :	103	—	95873	—	
	543		561859	—	

ÉTAT CIVIL.

HOMMES :	171668	célibataires,	89855	mariés,	11704	veufs,	Total	273227.
FEMMES :	176332	—	89990	—	22310	—	—	288632.
	348000		179845		34014			561859.

(Tabl. 2.) ***Mouvement général de la population de Stéphansfeld pendant les années 1836, 1837, 1838, 1839.***

ANNÉES.	Population au 1er janvier.		Admission.		Population de l'année.		Sortis guéris.		Sortis non guéris.		Décédés.		Totaux.		TOTAUX.	Réintégrés.		RESTANT au 1er janvier 1840.		
	H.	F.	H.	F.	H.	F.	H.	F.	H.	F.	H.	F.	H.	F.		H.	F.	H.	F.	T.
Population primitive.			49	41														25	16	41
1836........	49	41	35	14	84	55	3	6	2	1	12	6	17	13	30	"	"	6	3	9
1837........	67	42	43	36	110	78	13	5	3	1	19	13	35	19	54	2	1	16	17	33
1838........	75	59	48	36	123	95	9	9	7	5	15	11	31	25	56	1	1	21	26	47
1839........	92	70	45	45	137	115	15	7	8	2	14	8	37	17	54	2	2	32	36	68
1840........	100	98																		
			220	172			40	27	20	9	60	38	120	74	194	5	4	100	98	198

(Tabl. 3.)

Mouvement de la population suivant le domicile des Aliénés.

MOUVEMENT DE LA POPULATION.	BAS-RHIN.		HAUT-RHIN.		Départem^s étrangers.		Prisons.		Militaires.	Totaux.		TOTAUX.
	H.	F.	H.	F.	H.	F.	H.	F.		H.	F.	
Population primitive	48	39	1	″	″	1	″	1	″	49	41	90
Admissions	94	91	59	28	5	3	1	5	7	166	127	293
Réintégrations	5	3	″	″	″	1	″	″	″	5	5	9
Totaux	147	133	60	28	5	5	1	6	7	220	172	292
Sortis guéris	23	21	14	4	1	2	″	″	2	40	27	67
Sortis non guéris	12	5	5	2	2	1	″	1	1	20	9	29
Décédés	42	35	15	1	1	″	″	2	2	60	38	98
Totaux	77	61	34	7	4	3	″	3	5	120	74	194
Effectif au 1er janvier 1840	70	72	26	21	1	2	1	3	2	100	98	198

(Tabl. 4.) *Admissions annuelles d'après la forme du délire.*

ANNÉES.	Monomanie.		Lypémanie.		Manie.		Démence.		Épilepsie.		Imbécillité.		Idiosie.		Totaux.		TOTAUX.
	H.	F.	H.	F.	H.	F.	H.	F.	H.	F.	H.	F.	H.	F.	H.	F.	
Population primitive.	11	4	3	5	10	16	16	11	3	3	4	=	2	2	49	41	90
1836........	5	1	=	1	20	9	5	2	4	1	=	=	1	=	35	14	49
1837........	7	3	5	3	18	15	6	10	2	3	=	=	3	1	41	35	76
1838........	9	4	2	7	18	4	14	3	3	5	=	1	1	1	47	35	82
1839........	4	5	4	11	22	13	11	7	1	3	=	1	1	3	43	43	86
Totaux........	36	17	14	27	88	67	52	33	13	15	4	2	8	7	215	168	383

III

(Tabl. 5.)

Admissions relativement au domicile des Aliénés et à la forme du délire.

DOMICILE DES ALIÉNÉS.	Monomanie.		Lypémanie.		Manie.		Démence.		Épilepsie.		Imbécillité.		Idiosie.		Totaux.	
	H.	F.	H.	F.	H.	F.	H.	F.	H.	F.	H.	F.	H.	F.	H.	F.
ADMISSIONS.																
Dép^{t} du Bas-Rhin..	25	12	11	23	53	51	32	26	10	10	4	2	7	6	142	130
— du Haut-Rhin.	7	5	3	3	30	12	16	4	3	3	=	=	1	1	60	28
— étrangers	3	=	=	1	1	2	1	1	=	=	=	=	=	=	5	4
Militaires	1	=	=	=	4	=	2	=	=	=	=	=	=	=	7	=
Prisons	=	=	=	=	=	2	1	2	=	2	=	=	=	=	1	6
Totaux.....	36	17	14	27	88	67	52	33	13	15	4	2	8	7	215	168
TOTAUX....	53		41		155		85		28		6		15		383	
EFFECTIF au 1er janvier 1840.																
Dép^{t} du Bas-Rhin..	15	7	4	12	21	29	18	11	4	7	3	2	5	4	70	72
— du Haut-Rhin.	2	4	2	2	14	8	6	3	1	3	=	=	1	1	26	21
— Autres	1	=	=	=	2	2	1	3	=	=	=	=	=	=	4	5
Totaux.....	18	11	6	14	37	39	25	17	5	10	3	2	6	5	100	98
TOTAUX....	29		20		76		42		15		5		11		198	

(Tabl. 6.)

Admissions selon les causes de la folie.

DÉSIGNATION DES CAUSES.	DOMICILE DES ALIÉNÉS. Bas-Rhin.		Haut-Rhin.		Étrangers.		Prisons.		Militaires.	FORMES DU DÉLIRE. Monomanie.		Lypémanie.		Manie.		Démence.		Totaux.		TOTAUX.
	H.	F.	H.	F.	H.	F.	H.	F.		H.	F.	H.	F.	H.	F.	H.	F.	H.	F.	
Effets de l'âge	2	4	=	=	=	=	=	=	=	1	2	1	=	=	=	=	2	2	4	6
Abus des boissons	35	1	32	=	=	1	=	=	1	11	=	1	=	38	1	18	1	68	2	70
Fièvres	5	4	1	=	=	=	=	=	2	1	=	=	2	7	1	=	1	8	4	12
Maladies de la peau	2	=	=	=	=	=	=	=	=	=	=	=	=	1	=	1	=	2	=	2
Phthisie, maladies du cœur	1	=	=	=	=	=	=	1	1	=	=	1	=	1	1	=	=	2	1	3
Excès de travail	3	=	1	=	=	=	=	=	=	1	=	=	=	2	=	1	=	4	=	4
Age critique	=	5	=	=	=	=	=	=	=	=	1	=	2	=	1	=	1	=	5	5
Apoplexie	1	1	=	=	=	=	=	=	=	=	=	=	=	=	=	1	1	1	1	2
Désordres de la menstruation	=	8	=	5	=	=	=	=	=	=	1	=	2	=	9	=	1	=	13	13
Coups, blessures, chute	3	1	=	=	=	=	=	=	1	=	=	=	=	2	1	2	=	4	1	5
Suite de couche	=	2	=	=	=	1	=	=	=	=	=	=	2	=	1	=	=	=	3	3
Hérédité	3	1	=	2	=	=	=	=	=	=	1	1	1	1	1	1	=	3	3	6
Irritabilité excessive	=	2	1	=	=	=	=	=	=	=	=	=	=	1	2	=	=	1	2	3
Débauche	1	3	=	=	=	=	=	=	=	=	=	=	1	=	2	1	=	1	3	4
Dénuement	=	2	2	=	=	=	=	=	=	=	=	=	=	1	1	1	1	2	2	4
Vagabondage	2	=	=	=	=	=	=	=	=	=	=	=	=	2	=	=	=	2	=	2
Frayeur	4	4	1	1	=	=	=	=	=	=	=	2	1	1	3	2	1	5	5	10
Ambition	7	=	=	=	=	=	=	=	1	6	=	=	=	1	=	1	=	8	=	8
Événements politiques	2	=	=	=	=	=	=	=	=	2	=	=	=	=	=	=	=	2	=	2
Jalousie	=	1	=	1	=	=	=	=	=	=	1	=	=	=	1	=	=	=	2	2
Amour	6	7	1	=	=	=	=	=	=	2	1	=	=	2	5	4	1	8	7	15
Religion mal entendue	3	7	=	1	1	1	=	=	=	2	3	=	4	1	1	1	1	4	9	13
Chagrins	22	42	12	11	1	1	=	1	1	8	5	7	11	16	29	5	10	36	55	91
Inconnues	19	17	5	3	2	=	1	2	=	2	2	1	1	11	7	13	12	27	22	49
Épilepsie	10	10	3	3	=	=	=	2	=	=	=	=	=	=	=	=	=	13	15	28
Totaux	131	122	59	27	5	4	1	6	7	36	17	14	27	88	67	52	33	203	159	362

(Tabl. 7.)

Admissions relativement aux saisons.

Années.	1er trimestr. H.	1er trimestr. F.	2e trimestre. H.	2e trimestre. F.	3e trimestre. H.	3e trimestre. F.	4e trimestre. H.	4e trimestre. F.	Total. H.	Total. F.	Totaux.
Bas-Rhin... 1836.......	6	3	7	6	4	=	3	3	20	12	32
1837.......	8	4	8	12	4	2	4	8	24	26	50
1838.......	3	2	7	8	8	4	7	4	25	18	43
1839.......	2	3	8	14	5	3	5	9	20	29	49
Total.........	19	12	30	40	21	9	19	24	89	85	174
Haut-Rhin. 1836.......	2	1	5	=	5	=	1	=	13	1	14
1837.......	1	1	3	2	4	3	5	2	13	8	21
1838.......	1	1	2	=	5	5	8	4	16	10	26
1839.......	3	1	8	1	3	4	2	2	16	8	24
Total.........	7	4	18	3	17	12	16	8	58	27	85
Autres...... 1836.......	=	1	=	=	=	=	1	=	1	1	2
1837.......	=	=	=	=	=	=	1	=	1	=	1
1838.......	=	=	2	=	3	5	=	=	5	5	10
1839.......	2	1	2	=	2	1	=	=	6	2	8
Total.........	2	2	4	=	5	6	2	=	13	8	21
Totaux	28	18	52	43	43	27	37	32	160	120	280
Totaux généraux...	46		95		70		69		280		

(Tabl. 8.)

Professions des Aliénés.

PROFESSIONS.	Bas-Rhin.		Haut-Rhin.		Étrangers.		Prisons.		Militaires.	Totaux.	
	H.	F.	H.	F.	H.	F.	H.	F.		H.	F.
Culte, droit, médecine, employés	13	=	5	=	1	=	=	=	=	19	=
Rentiers propriétaires	=	13	=	10	=	1	=	=	=	=	24
Militaires en activité.........	=	=	=	=	=	=	=	=	7	7	=
Anciens militaires	12	=	5	=	=	=	=	=	=	17	=
Artistes....................	1	=	2	=	=	=	=	=	=	3	=
Négociants commerçants	1	=	4	=	=	=	=	=	=	5	=
Commis	5	=	3	=	1	=	=	=	=	9	=
Marchands en détail	4	3	3	=	1	=	=	=	=	8	3
Cultivateurs	13	=	7	=	1	=	=	=	=	21	=
Bois	8	=	4	=	=	=	=	=	=	12	=
Fer	3	=	2	=	=	=	=	=	=	5	=
Filature et tissus...........	9	1	9	1	=	=	=	=	=	18	2
Bâtiments..................	2	=	=	=	=	=	=	=	=	2	=
Cuirs et peaux.............	2	=	=	=	1	=	=	=	=	3	=
Comestibles, boissons	12	=	1	=	=	1	=	=	=	13	1
Objets d'habillement, de luxe..	16	15	6	=	=	=	=	=	=	22	15
Gens de peine	15	6	5	3	=	=	=	=	=	20	9
Domestiques	=	10	=	2	=	=	=	2	=	=	14
Sans profession	15	74	3	11	=	2	1	4	=	19	91

(Tabl. 9.)

Etat civil et Religion des Aliénés.

ÉTAT CIVIL, RELIGION.	Bas-Rhin.		Haut-Rhin.		Étrangers.		Prisons.		Militaires.	Totaux.
	H.	F.	H.	F.	H.	F.	H.	F.		
Célibataires	83	69	40	17	3	1	1	5	6	215
Mariés	43	30	15	5	2	2	=	1	1	99
Veufs	5	23	4	5	=	1	=	=	=	38
Catholiques................	79	77	45	17	4	4	1	6	7	240
Protestants	47	38	11	9	=	=	=	=	=	105
Juifs......................	5	3	7	1	1	=	=	=	=	17

(Tabl. 10.)

Ages des Aliénés à l'invasion de la maladie.

AGES.	DÉPARTEMENT DU BAS-RHIN.												DÉPARTEMENTS ÉTRANGERS.												TOTAUX.	
	Monomanie.		Lypémanie.		Manie.		Démence.		Épilepsie.		Total.		Monomanie.		Lypémanie.		Manie.		Démence.		Épilepsie.		Total.			
	H.	F.	H.	F.	H.	F.	H.	F.	H.	F.	H.	F.	H.	F.	H.	F.	H.	F.	H.	F.	H.	F.	H.	F.	H.	F.
Avant 20 ans	=	=	=	1	4	4	1	1	5	6	10	12	=	=	=	=	=	=	1	1	1	2	2	3	12	15
De 20 à 25 ans	3	=	2	=	7	11	10	4	3	1	25	16	2	1	1	=	13	2	2	1	2	1	20	5	45	21
De 25 à 30 —	3	1	1	6	7	8	6	3	1	=	18	18	1	=	1	=	6	2	5	1	=	=	13	3	31	21
De 30 à 35 —	6	=	2	4	12	13	4	3	1	3	25	23	2	2	=	1	5	1	3	1	=	1	10	6	35	29
De 35 à 40 —	2	2	=	2	8	8	3	2	=	=	13	14	4	1	1	3	4	4	4	1	=	=	13	9	26	23
De 40 à 45 —	1	3	1	1	9	2	4	2	=	=	15	8	1	=	=	=	4	2	2	1	=	=	7	3	22	11
De 45 à 50 —	3	2	2	4	3	1	1	5	=	=	9	12	=	1	=	=	=	3	1	1	=	=	1	5	10	17
De 50 à 55 —	1	1	2	2	2	1	2	1	=	=	7	5	=	=	=	=	1	=	1	=	=	=	2	=	9	5
De 55 à 60 —	5	1	=	2	=	3	1	5	=	=	6	11	1	=	=	=	=	1	1	=	=	=	2	1	8	12
De 60 à 70 —	1	2	1	1	1	=	=	=	=	=	3	3	=	=	=	=	1	1	=	=	=	=	1	1	4	4
Inconnu	=	=	=	=	=	=	=	=	=	=	=	=	=	=	=	=	1	=	=	=	=	1	1	1	1	1

(Tabl. 11.)

Durée antérieure de la maladie avant l'entrée à l'hospice.

DURÉE ANTÉRIEURE.	ANNÉES DES ADMISSIONS.										DOMICILE DES ALIÉNÉS.									Totaux.		TOTAUX.
	Population primitive.		1836.		1837.		1838.		1839.		Bas-Rhin.		Haut-Rhin.		Étrangers.		Prisons.		Militaires.			
	H.	F.	H.	F.	H.	F.	H.	F.	H.	F.	H.	F.	H.	F.	H.	F.	H.	F.		H.	F.	
Moins d'un an	=	=	8	3	7	1	5	4	12	11	18	13	9	4	=	1	=	1	5	32	19	51
1 an	4	5	12	4	13	10	18	12	15	10	37	33	21	6	2	2	1	=	1	62	41	103
2 ans	4	3	6	2	4	3	9	3	6	7	13	12	14	4	=	=	=	2	1	29	18	47
3 ans	3	3	1	1	2	4	1	3	4	2	7	10	4	3	=	=	=	=	=	11	13	24
4 ans	2	1	=	1	2	6	4	4	2	1	9	7	1	5	1	=	=	1	=	10	13	23
5 ans	=	=	2	1	=	1	2	1	1	2	4	4	1	1	=	=	=	=	=	5	5	10
6 ans et plus	30	27	5	2	9	9	7	6	3	6	43	43	9	4	2	1	=	2	=	54	50	104

(Tabl. 12.)

Guérisons suivant les saisons.

ANNÉES.		1er trimestr.		2e trimestre.		3e trimestre.		4e trimestre.		Totaux.		TOTAUX.
		H.	F.	H.	F.	H.	F.	H.	F.	H.	F.	
Bas-Rhin...	1836	=	1	=	1	2	4	=	=	2	6	8
	1837	3	=	1	=	3	2	3	1	10	3	13
	1838	=	1	=	4	5	1	1	=	6	6	12
	1839	1	=	2	1	2	2	=	2	5	5	10
Total		4	2	3	6	12	9	4	3	23	20	43
Haut-Rhin.	1836	=	=	=	=	=	=	1	=	1	=	1
	1837	2	=	1	=	=	1	=	=	3	1	4
	1838	2	=	1	=	=	1	=	=	3	1	4
	1839	=	=	4	1	1	=	2	1	7	2	9
Total		4	=	6	1	1	2	3	1	14	4	18
Autres......	1836	=	=	=	=	=	=	=	=	=	=	=
	1837	=	=	=	=	=	1	=	=	=	1	1
	1838	=	=	=	=	=	=	=	1	=	1	1
	1839	=	=	1	=	=	=	=	2	3	=	3
Total		=	=	1	=	=	1	=	3	3	2	5
Totaux		8	2	10	7	13	12	9	5	40	26	
Totaux généraux		10		17		25		14		66		

(Tabl. 13.)

Guérisons suivant l'année d'admission.

ANNÉES DES ADMISSIONS.	ANNÉES DES SORTIES. 1836.		1837.		1838.		1839.		Totaux.		TOTAUX.
	H.	F.	H.	F.	H.	F.	H.	F.	H.	F.	
Population primitive	=	4	1	1	=	=	1	=	2	5	7
1836	3	2	8	3	1	1	=	=	12	6	18
1837	=	=	4	1	5	5	=	1	9	7	16
1838	=	=	=	=	3	2	8	1	11	3	14
1839	=	=	=	=	=	=	6	5	6	5	11
Totaux	3	6	13	5	9	8	15	7	40	26	66

(Tabl. 14.)

Guérisons relativement à la forme du délire et au domicile des Aliénés.

FORMES DU DÉLIRE.	Bas-Rhin.		Haut-Rhin.		Étrangers.		Prisons.		Militaires.	Totaux.		TOTAUX.
	H.	F.	H.	F.	H.	F.	H.	F.		H.	F.	
Monomanie	2	=	2	=	1	=	=	=	1	6	=	6
Lypémanie	1	5	=	1	=	=	=	=	=	1	6	7
Manie	19	14	11	3	=	2	=	=	1	31	19	50
Démence	1	1	1	=	=	=	=	=	=	2	1	3
Total	23	20	14	4	1	2	=	=	2	40	26	66

(Tabl. 15.)

Guérisons suivant les âges dans chaque forme du délire.

AGES à l'époque de la guérison.	Monomanie.		Lypémanie.		Manie.		Démence.		Totaux.		TOTAUX.
	H.	F.	H.	F.	H.	F.	H.	F.	H.	F.	
Avant 20 ans	=	=	=	=	2	=	1	=	3	=	3
De 20 à 25 ans	2	=	=	1	5	3	=	1	7	5	12
De 25 à 30 —	=	=	=	1	7	4	=	=	7	5	12
De 30 à 35 —	1	=	=	1	5	2	1	=	7	3	10
De 35 à 40 —	=	=	=	1	1	4	=	=	1	5	6
De 40 à 45 —	1	=	=	=	4	2	=	=	5	2	7
De 45 à 50 —	=	=	=	1	3	=	=	=	3	1	4
De 50 à 55 —	1	=	1	=	3	2	=	=	5	2	7
De 55 à 60 —	=	=	=	=	1	=	=	=	1	=	1
De 60 à 70 —	1	=	=	1	=	2	=	=	1	3	4

(Tabl. 16.)

Guérisons suivant la durée de la maladie.

DURÉE DE LA MALADIE.	Monomanie.		Lypémanie.		Manie.		Démence.		Totaux.		TOTAUX.
	H.	F.	H.	F	H.	F.	H.	F.	H.	F.	
6 mois	1	=	=	2	8	4	1	=	11	6	17
1 an	2	=	=	2	9	4	1	=	11	6	17
2 ans	3	=	1	2	6	4	=	1	10	7	17
3 ans	=	=	=	=	3	4	=	=	3	4	7
4 ans	=	=	=	=	2	1	=	=	2	1	3
5 ans	=	=	=	=	1	1	=	=	1	1	2
6 ans	=	=	=	=	2	1	=	=	2	1	3

(Tabl. 17.)

Mortalité suivant les saisons.

ANNÉES.		1er trimestr. H.	1er trimestr. F.	2e trimestre. H.	2e trimestre. F.	3e trimestre. H.	3e trimestre. F.	4e trimestre. H.	4e trimestre. F.	Totaux. H.	Totaux. F.	TOTAUX.
Bas-Rhin	1836	5	4	2	1	=	=	4	1	11	6	17
	1837	7	7	3	1	4	1	2	1	16	10	26
	1838	1	1	1	2	4	3	2	4	8	10	18
	1839	2	3	2	=	=	2	1	2	5	7	12
Total		15	15	8	4	8	6	9	8	40	33	73
Haut-Rhin.	1836	=	=	=	=	=	=	=	=	=	=	=
	1837	2	=	=	1	=	=	1	=	3	1	4
	1838	=	=	3	=	3	=	=	=	6	=	6
	1839	1	=	1	=	2	=	2	=	6	=	6
Total		3	=	4	1	5	=	3	=	15	1	16
Autres	1836	=	=	=	=	=	=	=	=	=	=	=
	1837	=	=	=	=	=	=	=	=	=	=	=
	1838	=	=	=	=	=	=	1	1	1	1	2
	1839	=	=	2	1	=	=	=	=	2	1	3
Total		=	=	2	1	=	=	1	1	3	2	5
Totaux		18	15	14	6	13	6	13	9	58	36	
Totaux généraux		33		20		19		22		94		

(Tabl. 18.)

Mortalité relativement aux époques d'admission.

ANNÉES DES ADMISSIONS.	1836.		1837.		1838.		1839.		Totaux.		TOTAUX.
	H.	F.	H.	F.	H.	F.	H.	F.	H.	F.	
Population primitive........	10	6	6	6	3	2	=	2	19	16	35
1836...............	1	=	6	2	4	2	2	=	13	4	17
1837...............	=	=	7	3	3	4	2	=	12	7	19
1838...............	=	=	=	=	5	3	5	2	10	5	15
1839...............	=	=	=	=	=	=	4	4	4	4	8
Totaux......	11	6	19	11	15	11	14	8	58	36	94

(Tabl. 19.)

Mortalité relativement au domicile des Aliénés et à la forme du délire.

FORMES DU DÉLIRE.	Bas-Rhin.		Haut-Rhin.		Étrangers.		Prisons.		Militaires.	Totaux.		TOTAUX.
	H.	F.	H.	F.	H.	F.	H.	F.		H.	F.	
Monomanie..............	5	5	3	=	=	=	=	=	=	8	5	13
Lypémanie...............	4	5	=	=	=	=	=	=	=	4	5	9
Manie	12	7	2	1	=	=	=	=	=	14	8	22
Démence	13	13	9	=	1	=	=	=	2	25	13	38
Épilepsie	6	3	1	=	=	=	=	2	=	7	5	12
Imbécillité	1	=	=	=	=	=	=	=	=	1	=	1
Idiotie	1	2	=	=	=	=	=	=	=	1	2	3
Total.......	42	35	15	1	1	=	=	2	2	60	38	98

(Tabl. 20.)

Mortalité relativement aux âges.

AGES DES ALIÉNÉS à l'époque de la mort.	Monomanie.		Lypémanie.		Manie.		Démence.		Épilepsie.		Totaux.		TOTAUX.
	H.	F.	H.	F.	H.	F.	H.	F.	H.	F.	H.	F.	
Avant 20 ans	=	=	=	=	=	=	=	=	2	1	2	1	3
De 20 à 25 ans	=	=	=	=	=	1	1	=	1	=	2	1	3
De 25 à 30 —	=	=	=	=	1	1	=	=	1	2	2	3	5
De 30 à 35 —	2	=	1	=	1	1	4	=	3	=	11	1	12
De 35 à 40 —	2	=	=	=	6	1	4	1	=	1	12	3	15
De 40 à 45 —	=	=	1	=	3	2	3	3	=	=	7	5	12
De 45 à 50 —	1	1	=	2	3	=	6	2	=	=	10	5	15
De 50 à 55 —	=	1	1	2	=	=	2	2	=	=	3	5	8
De 55 à 60 —	=	2	=	1	=	1	3	3	=	=	3	7	10
De 60 à 70 —	3	1	1	=	=	1	2	2	=	1	6	5	11

(Tabl. 21.)

Durée de la maladie à l'époque de la mort.

DURÉE DE LA MALADIE.	Monomanie.		Lypémanie.		Manie.		Démence.		Épilepsie.		Totaux.		TOTAUX.
	H.	F.	H.	F.	H.	F.	H.	F.	H	F.	H.	F.	
6 mois	=	=	1	1	2	=	1	=	=	=	4	1	5
1 an	3	2	=	=	2	2	5	2	=	=	10	6	16
2 ans	=	1	=	=	4	=	3	3	=	=	7	4	11
3 ans	4	=	=	=	3	1	6	=	1	=	13	2	15
4 ans	=	=	1	=	1	1	1	1	=	=	3	2	5
5 ans	=	1	1	=	=	=	2	1	=	1	3	3	6
6 ans	=	=	=	1	=	=	1	1	1	=	2	2	4
7 ans	=	=	=	=	1	2	=	=	1	=	2	2	4
8 ans	=	=	=	=	=	=	=	=	1	=	1	=	1
9 ans et plus	1	1	1	3	1	2	6	5	3	4	12	15	27

(Tabl. 22.)

Causes des décès.

	1836.		1837.		1838.		1839.		Bas-Rhin.		Haut-Rhin.		Autres.		Totaux.		TOTAUX.
	H.	F.	H.	F.	H.	F.	H.	F.	H.	F.	H.	F.	H.	F.	H.	F.	
Apoplexie	=	=	3	1	1	1	=	3	3	4	1	1	=	=	4	5	9
Épilepsie	=	=	1	=	1	2	1	=	2	1	1	=	=	1	3	2	5
Cérébrite	=	=	1	=	1	=	=	=	1	=	1	=	=	=	2	=	2
Pneumonie	5	=	7	6	2	2	3	=	13	8	4	=	=	=	17	8	25
Bronchite	=	=	1	=	=	=	=	=	1	=	=	=	=	=	1	=	1
Phthisie pulmonaire	=	=	1	=	=	=	=	=	1	=	=	=	=	=	1	=	1
Phlegmasie des intestins	4	5	2	3	4	2	1	3	8	13	2	=	1	=	11	13	24
Anasarque	1	=	=	=	=	=	=	=	1	=	=	=	=	=	1	=	1
Ascite	=	=	=	=	=	1	=	=	=	1	=	=	=	=	=	1	1
Paralysie générale	=	1	1	1	5	1	8	1	7	4	5	=	2	=	14	4	18
Scorbut	=	=	1	=	=	=	=	=	1	=	=	=	=	=	1	=	1
Marasme	1	=	=	=	1	1	=	=	1	1	1	=	=	=	2	1	3
Métrite chronique	=	=	=	=	=	1	=	=	=	1	=	=	=	=	=	1	1
Anthrax	=	=	1	=	=	=	=	1	1	=	=	=	=	1	1	1	2

www.ingramcontent.com/pod-product-compliance
Ingram Content Group UK Ltd.
Pitfield, Milton Keynes, MK11 3LW, UK
UKHW021217230726
13926UKWH00003B/1082